DU TRAITEMENT

DES

HÉMORRHAGIES DE MATRICE

PAR LE SULFATE DE QUININE

PAR

Le Dr Joseph BARTHAREZ

INTERNE EN MÉDECINE ET EN CHIRURGIE DES HÔPITAUX DE PARIS,
MÉDAILLE DE BRONZE DES HÔPITAUX,

PARIS
ADRIEN DELAHAYE, LIBRAIRE-ÉDITEUR
PLACE DE L'ÉCOLE-DE-MÉDECINE.

1872

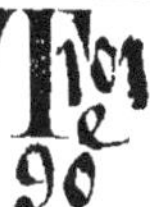

DU TRAITEMENT

DES

HÉMORRHAGIES DE MATRICE

PAR LE SULFATE DE QUININE

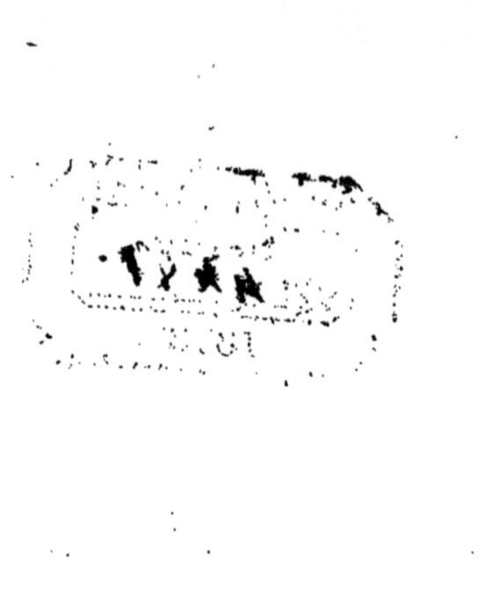

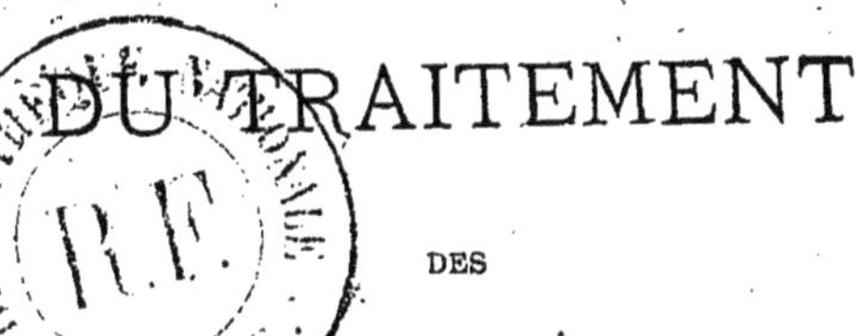

DU TRAITEMENT

DES

HÉMORRHAGIES DE MATRICE

PAR LE SULFATE DE QUININE

PAR

Le Dr Joseph BARTHAREZ

INTERNE EN MÉDECINE ET EN CHIRURGIE DES HÔPITAUX DE PARIS,
MÉDAILLE DE BRONZE DES HÔPITAUX,

PARIS
ADRIEN DELAHAYE, LIBRAIRE-ÉDITEUR
PLACE DE L'ÉCOLE-DE-MÉDECINE.

1872

DU TRAITEMENT

DES

HÉMORRHAGIES DE MATRICE

PAR LE SULFATE DE QUININE.

Notre séjour dans les hôpitaux de Paris nous ayant permis de voir un nombre assez considérable de femmes en traitement pour des hémorrhagies utérines, nous avons pu constater bien souvent le peu d'efficacité des moyens hémostatiques le plus habituellement employés par nos maîtres d'après les indications que comportait le caractère de la métrorrhagie. Or tout le monde sait à quels grands dangers exposent les écoulements sanguins trop abondants ou trop souvent répétés. Du moment que l'hémorrhagie dépasse les limites de l'évacuation critique menstruelle, dit Courty, elle ne peut avoir aucune utilité. Bien plus, elle doit être nuisible; car elle est insuffisante par elle-même à opérer la déplétion de l'organe, elle se continue ou se reproduit indéfiniment; le sang appelle le sang, une hémorrhagie appelle une nouvelle hémorrhagie, l'habitude morbide s'établit, la constitution se détériore, le sang s'appauvrit, la malade devient anémique, et, bien loin que ces conditions soient favorables à la cessation des hémorrhagies, elles ne font qu'en faciliter et même en provoquer le retour. Ainsi tout doit être mis en œuvre pour prévenir et pour arrèter la métrorrhagie. Frappé comme nous de la fréquence des hémorrhagies inutilement combattues par la plupart des moyens usités suivant les cas, et persuadé que bon nombre de ces hémorrhagies, même celles qui sont symptomatiques de quelque affection organique, tiennent ou à l'atonicité ou à un état de congestion de la matrice, M. N. Gueneau de Mussy dont nous avions l'honneur d'être l'interne à l'Hôtel-Dieu, eut l'idée d'avoir recours au sulfate de quinine à haute dose pour les combattre.

J'ai hâte de dire que ce médicament obtint le plus grand succès sur les malades auxquelles il l'appliqua, alors que plusieurs autres médications auxquelles on avait eu recours les jours précédents et entre autres celle par l'ergot de seigle, avaient été complétement impuissantes. Je rapporte plus loin un fait de ce genre. Bien que les observations relatées dans notre thèse soient peu nombreuses, elles nous paraissent suffisantes pour faire soupçonner, sinon pour démontrer, que certaines hémorrhagies utérines qui seraient rebelles à tout autre moyen de traitement, pourront céder à l'administration du sulfate de quinine et que par conséquent ce médicament, outre les propriétés remarquables qu'on lui a reconnues jusqu'à ce jour, doit avoir encore la propriété non moins remarquable d'agir directement et sur les vaso-moteurs et sur les fibres mêmes de l'utérus, en déterminant leur contraction.

Du reste ce n'est pas une opinion nouvelle que celle que nous soutenons aujourd'hui. Déjà, en 1861, Rich rapportait dans le numéro de mars 1861 du *Charleston Medical* plusieurs observations d'hémorrhagies utérines profuses qui avaient été vainement combattues par tous les moyens connus, et contre lesquelles le sel de quinine fut administré avec le plus grand succès.

Nous ne saurions mieux faire que de donner ici les réflexions, que faisait notre excellent maître, M. Gueneau de Mussy, devant la Société de thérapeutique, en lui soumettant les observations que nous rapportons dans notre thèse :

« L'action du quinquina dans les maladies palustres est tellement héroïque, elle est pour l'humanité un bienfait si éclatant que l'on ne doit pas s'étonner si les autres applications ont pu être un moment un peu effacées par le rôle qu'il joue dans ces affections où il mérite souvent le titre d'*anchora sacra salutis* que lui donnait Sydenham.

« Il y a quarante ans, beaucoup de médecins restreignaient ses propriétés à son action dite spécifique dans les maladies intermittentes miasmatiques, à une action tonique qu'on demandait surtout à l'extrait de quinquina gris, c'est-à-dire à une préparation qui renferme peu ou pas de quinine ; un certain nombre y ajoutaient une propriété antipériodique, mystérieuse, comme sa spécificité dans l'impaludisme, peut-être connexe à celle-ci et qui trouvait son application dans les actes morbides franchement et régulièrement intermittents ; mais on contestait son utilité dans les rémittences symptomatiques, et son opportunité en dehors du cercle étroit que la thérapeutique officielle avait tracé autour de lui. C'était une réaction naturelle contre l'abus qu'on en avait fait alors que, constatant ses merveilleux effets dans les maladies jusque là difficiles à guérir, parfois même presque fatalement mortelles, on avait cru avoir trouvé une panacée contre tous les maux qui affligent notre espèce.

« Ce cercle devait être bientôt brisé par l'expérience ; on fut forcé de reconnaître que les applications de la quinine étaient beaucoup plus étendues qu'on ne l'avait soupçonné. On se demanda si sa prétendue spécificité n'était pas une modalité d'action physiologique qui répondait à l'état particulier de l'organisme dans les maladies palustres, mais qui pouvait rencontrer d'autres indications. Son intervention efficace dans le rhumatisme fébrile fut constatée par ceux mêmes qui mettent en doute son innocuité ; on l'appliqua avec succès à l'infection pyogénique puerpérale qui me paraît identique à la pyogénie traumatique. Je ne m'étonne donc pas que dans cette dernière il compte des partisans.

« Quelques médecins ont voulu faire de son emploi le traitement général de la fièvre typhoïde, entraînés dans cette voie par son incontestable efficacité dans certaines formes et dans certaines indications. Enfin il n'y a guère de pyrexies ou de maladies épidémiques dans lesquelles on ne l'ait de nouveau essayé; il n'y en a guère où il n'ait acquis des panégyristes.

« Il y a, je crois, une étude intéressante à faire des indications et des effets des sels quiniques en dehors des maladies palustres et de l'action tonique commune du quinquina; ces derniers effets sont trop connus et trop incontestés pour fournir un sujet bien intéressant aux études de thérapeutique clinique; la physiologie thérapeutique, au contraire, a dans cette question, comme dans toutes celles qui ont pour objet le mode d'action du médicament, tout à faire ou au moins tout à réviser.

« L'emploi du quinquina dans les hémorrhagies utérines est loin d'être une nouveauté. On l'a préconisé dans les hémorrhagies qui accompagnent quelquefois le début de la menstruation ou qui en précèdent le terme. Le quinquina rouge a été spécialement conseillé dans ce cas. Mais en général, je crois, en s'adressant à l'extrait de quinquina comme aux composés tanniques, on cherchait l'action modifiante que ces substances pouvaient exercer sur la crase du sang beaucoup plus qu'une modification de la circulation. On connaît cependant et on a bien souvent invoqué dans l'explication des actions thérapeutiques du sulfate de quinine, son action sur les vaso-moteurs et sur les organes de la circulatio en général. Il me semble probable qu'il faille attribuer à cette action l'intervention efficace du sulfate de quinine dans les métrorrhagies. »

Ayant l'honneur d'être l'interne de M. N. Gueneau de Mussy au moment où il eut recours à cette médication, nous avons pu constater *de visu* les excellents effets qu'il en obtint. Nous rapportons ici les observations que nous avons recueillies nous-même à cette époque, en exposant les circonstances qui nous indiquaient l'emploi de cette médication.

-

Adeline L..., âgée de 25 ans, couturière, est entrée à l'Hôtel-Dieu le 20 juin 1871. Elle était accouchée six mois auparavant. Douze jours après son accouchement, elle était allée laver du linge à la rivière, et depuis ce temps elle éprouvait, dans la région hypogastrique, des sensations pénibles, dont elle rapportait l'origine à cette imprudence. Deux mois après les couches, un léger suintement de sang se fit par la vulve et ne dura qu'un jour. Le même phénomène se reproduisit le mois suivant ; enfin, un mois avant la maladie actuelle, il y avait eu une légère apparition sanguine, qui n'avait duré que quelques heures.

Le 17 juin, l'écoulement sanguin apparut de

nouveau, continua le 18, et prit, le 19, un caractère hémorrhagique, dont la persistance la décida, le 20, à entrer à l'hôpital.

Le 21, nous la trouvâmes pâle et affaiblie ; elle perdait en abondance un sang noirâtre, mêlé de caillots ; à cette hémorrhagie s'ajoutait un mouvement fébrile paroxystique ; le ventre était souple et indolent ; elle n'éprouvait ni douleur, ni aucun autre trouble fonctionnel. L'examen de l'utérus ne faisait constater aucune lésion.

On soumit pendant plusieurs jours cette malade au repos horizontal, au régime et à l'usage des boissons acidulées ; cependant la perte de sang continuait.

Convaincu que la plupart des hémorrhagies qui ne sont pas le résultat d'un traumatisme artificiel ou spontané, ou, en d'autres termes, d'une destruction des parois artérielles, supposent une congestion ; convaincu que la fièvre, alors même qu'elle paraît connexe à une congestion dans un organe, et qu'elle manifeste le consensus de tout l'organisme avec l'action morbide locale, augmente cette action morbide par une sorte de cercle vicieux, M. Gueneau de Mussy résolut d'attaquer cette fièvre par le sulfate de quinine, espérant qu'en modérant la circulation générale, on pourrait modérer l'afflux du sang vers les vaisseaux utérins. En conséquence, le 21 juin, on prescrivit à cette malade 1 gramme et demi de sulfate de quinine en trois doses, de deux en deux heures. A la visite du soir, je constatai que l'écoulement de sang s'était arrêté. La malade était sans fièvre.

Le lendemain matin, même état que la veille au soir.

Le 23 juin, un léger suintement sanguinolent avait apparu de nouveau. On prescrivit une nouvelle dose de sulfate de quinine, et on la fit continuer les jours suivants. A partir de ce moment, l'hémorrhagie s'arrêta, et la malade sortit guérie le 30 juillet.

M. Gueneau ayant lu cette observation à la Société de thérapeutique, la fait suivre des réflexions suivantes :

Bien que l'hémorrhagie se soit déclarée à la période menstruelle, sa durée, son abondance, les caillots volumineux qui sortaient avec le sang liquide, la faiblesse et la pâleur qui accompagnaient cet écoulement indiquaient un phénomène morbide et la nécessité de le combattre. Le retour de la santé, après sa brusque suppression, venait confirmer cette manière de voir. La promptitude de l'action thérapeutique suggérait la pensée que ce n'était pas seulement en modérant la circulation générale, en arrêtant le mouvement fébrile que le sulfate de quinine avait pu amener une hémostase aussi rapide, mais qu'il avait dû exercer une action directe sur les vaso-moteurs et sur les fibres mêmes de l'utérus; ce qui était d'accord d'ailleurs avec ce que nous savons de l'action physiologique des sels quiniques. L'intervention efficace du sulfate de quinine, dans des cas où l'hémorrhagie était dégagée de toute complication, confirme cette manière de voir.

Jeanne B..., âgée de 34 ans, entre à l'Hôtel-Dieu, salle Saint-Bernard, le 30 mai 1871.

Cette femme est très-pâle; elle tousse un peu; deux jours auparavant, elle a fait une fausse-couche de cinq mois, et depuis lors elle a une perte abondante. On constate un peu d'expiration prolongée au sommet droit.

M. le Dr Dumontpallier, qui remplaçait, dans le service, M. Gueneau de Mussy, prescrivit 1 gramme d'ergot de seigle.

Le 2 juin, la perte avait continué aussi considérable que la veille; on insista sur l'ergot de seigle; le soir, l'hémorrhagie persistant avec une violence qui me parut inquiétante, je fis appliquer de la glace sur le bas-ventre.

L'écoulement de sang diminua notablement, sans cesser complétement, et au bout de quelques jours, il recommença avec abondance, sans toutefois être aussi fort qu'avant l'application de la glace. Le 1er juillet, ayant constaté le succès du sulfate de quinine chez la malade dont j'ai rapporté plus haut l'observation, et s'étant assuré qu'il n'y avait dans l'utérus aucune lésion pouvant expliquer ce flux sanguin opiniâtre, qui semblait le résultat d'une atonie de l'organe et d'une sorte d'habitude congestive, M. Gueneau de Mussy fit prendre à la malade 1 gramme 50 de sulfate de quinine en trois doses. Le lendemain, la perte avait cessé complétement. Elle reparut trois jours après. On reprit le sulfate de quinine, et on continua pendant quelques jours. La métrorrhagie s'arrêta de nouveau, et cette fois d'une manière définitive. La malade sortit guérie douze jours après.

La durée de l'hémorrhagie, sa résistance à l'ergot de seigle, ses recrudescences opiniâtres, après un apaisement passager, rendent plus remarquable et plus incontestable l'action du sulfate de quinine dans cette métrorrhagie, et cette action justifie l'opinion qu'avait exprimée M. Gueneau sur la cause des flux sanguins.

L'observation suivante nous montre une métrorrhagie accompagnée de symptômes de congestion utérine et de réaction fébrile, guérie par une seule dose de quinine.

Pauline C..., âgée de 23 ans, entre à la crèche de la salle Saint-Bernard, au mois de juin 1871, pour y faire soigner son enfant qu'elle allaitait. Elle était accouchée depuis six semaines, et paraissait jouir d'une très-bonne santé; elle n'avait pas vu ses règles depuis sa couche, circonstance que sa qualité de nourrice expliquait suffisamment. Il y a un an, elle était entrée déja à l'Hôtel-Dieu pour des pertes utérines qui avaient duré sept ou huit jours.

Six jours après son entrée, cette femme fut prise, pendant la matinée, de douleurs très-vives dans les reins, dans le ventre et dans les membres inférieurs.

Le soir éclata une perte très-abondante, qui continua toute la nuit et le lendemain matin.

A la visite du matin, nous trouvâmes la peau chaude et le pouls battant 80 fois par minute. Le surlendemain, la perte n'avait pas diminué ; la malade rendait des caillots mêlés au sang fluide ; elle avait de la fièvre.

Quoique cet écoulement de sang fût venu à l'époque où les règles reparaissent après l'accouchement, il ne pouvait être considéré comme un phénomène normal. Sans doute le processus physiologique qui s'accomplit à cette époque et qui aboutit à l'acte menstruel avait pu en être la cause prédisposante ; mais cette femme allaitait, et dans cette circonstance, le retour du flux cataménial, six semaines seulement après l'accouchement, était au moins un fait exceptionnel. Il est vrai que son enfant était malade, qu'il tetait moins, et que cette circonstance pouvait favoriser la tendance congestive de l'utérus exprimée déjà l'année précédente par des métrorrhagies. Mais cette congestion, au lieu de rester dans les limites physiologiques, produisait une hémorrhagie qui, par son abondance, par le caractère du flux sanguin, par le sentiment de faiblesse et d'épuisement qui l'accompagnaient, différait profondément des règles normales. D'ailleurs, la violence des douleurs pelviennes et surtout la fièvre accusaient une action morbide.

Convaincu de la justesse de cette appréciation, M. Gueneau de Mussy prescrivit 1 gr. 50 de sulfate de quinine à prendre en deux doses à deux heures d'intervalle. Le soir même, l'écoulement avait cessé.

La malade se sentait très-affaiblie, mais les douleurs de reins avaient beaucoup diminué, la fièvre l'avait quittée.

A partir de ce jour les pertes n'ont point reparu, et la santé se rétablit rapidement. Six jours après, cette femme sortait de l'hôpital très-bien portante.

L'observation suivante nous montre une métrorrhagie rebelle au sel quinique, mais cet insuccès ne contredit en rien les conclusions qui ressortent des faits précédents. Au contraire, si la théorie que nous défendons sur le mode d'action de ce sel dans les hémorrhagies, est exacte, non-seulement dans ce cas-ci, il ne pouvait pas réussir, mais il était contre-indiqué. Je rapporte ce fait néanmoins. Il me paraît intéressant, au point de vue du diagnostic qui a été tardivement établi, et il se rattache à un point de médecine obstétricale qui appelle peut-être de nouvelles études.

Victorine P., âgée de 30 ans, est entrée à l'Hôtel-Dieu, salle Saint-Bernard, le 15 nov. 1871 (n° 20).

Elle paraît robuste, quoique très-pâle et évidemment anémique. Elle a eu 8 enfants qu'elle a allaités. Elle est accouchée pour la dernière fois, il y a deux ans environ. L'enfant a succombé à 14 mois. Depuis lors ses règles, jusque-là suspendues, ont paru une seule fois; elle varie sur la date de cette apparition, qu'elle fixe tantôt à cinq mois et demi, tantôt à quatre mois et demi avant son entrée à l'hôpital. Elle ne croit pas être enceinte, elle n'éprouve aucun symptôme qui puisse le lui faire croire. D'ailleurs, pendant ses huit grossesses, elle a senti les mouvements du fœtus à trois mois et demi, et elle n'a jusqu'ici perçu aucun mouvement.

Depuis le 1er octobre, c'est-à-dire depuis un mois et demi, cette malade éprouve par le vagin une perte de sang continue. Cette perte augmente par moments et est parfois accompagnée de douleurs expultrices.

En examinant la malade, on constata dans l'hypogastre l'existence d'une tumeur dure, arrondie, grosse à peu près comme la tête d'un fœtus à terme. Cette tumeur paraissait bien avoir sa racine dans le bassin, mais elle semblait pédiculée et séparée du pubis par un intervalle de plusieurs travers de doigt; on pouvait l'embrasser entre les mains et lui imprimer des mouvements de latéralité. Ses contours étaient circonscrits par des bords parfaitement limités, et cette délimitation si nette donnait une sensation bien différente de celle que fait naître ordinairement l'utérus arrivé au cinquième ou sixième mois de la grossesse. Ses contours sont habituellement mollasses et indécis. En outre, le volume de la tumeur était très-inférieur à celui qu'il aurait dû avoir dans cette hypothèse.

Le toucher vaginal faisait constater la continuité

de la tumeur avec le col utérin. Les mouvements imprimés à celle-là retentissaient sur le col. Cependant cette continuité n'était pas rigide et inflexible; la tumeur pouvait être infléchie à droite et à gauche sur le col.

Nous nous sommes demandé alors si nous n'avions pas affaire à une tumeur fibreuse; cette longue hémorrhagie, cette absence de mouvements fœtaux cinq mois après la dernière apparition des règles, chez une femme qui avait toujours senti remuer à trois mois et demi, semblaient rendre peu probable l'existence d'une grossesse dont la pensée s'était tout d'abord présentée à notre esprit. On avait aussi songé à une grossesse tubaire, mais la position médiane de la tumeur avait fait éliminer bientôt cette supposition. D'autre part, on comprenait difficilement comment une tumeur fibreuse, si elle avait existé avant le dernier accouchement, aurait, à cette époque, pu passer inaperçue, ou, si elle s'était développée depuis, comment, en si peu de temps, elle avait acquis un pareil volume.

Dans cette incertitude, après avoir observé pendant trois jours les effets d'un repos absolu dans la position horizontale, on tenta le sulfate de quinine à la dose de 1 gr. 50 c. Il fut administré pendant trois jours (17, 18 et 19 novembre) sans autre effet que des nausées et un peu de gastralgie. L'hémorrhagie ne diminua pas.

Alors, dirigé par cette vue de physiologie pathologique que l'hémorrhagie suppose presque toujours un état congestif, M. Gueneau fit appliquer un vésicatoire sur l'hypogastre, moyen qui nous avait plus d'une fois réussi dans les métrorrhagies, ainsi que M. Gueneau l'a dit ailleurs.

Pendant trente-six heures environ, la perte fut presque nulle. Mais, après cette suspension momentanée, elle recommença. Les forces de la malade s'épuisaient. L'ergot de seigle fut prescrit et n'amena aucun résultat. Des irrigations avec une solution de perchlorure de fer (3 gr. pour un litre d'eau) furent aussi inefficaces.

Le 26 novembre, M. Gueneau de Mussy pratiqua une nouvelle exploration. Il constata un changement dans l'état de l'utérus. La tumeur paraissait en continuité presque immédiate avec le col. Celui-ci était mou et entr'ouvert, comme il l'est à une période avancée de la grossesse, en un mot, il semblait qu'il se fût dilaté et qu'il se préparât à laisser sortir au dehors le corps qu'il renfermait. Quel était ce corps? L'utérus était trop haut placé pour qu'il fût possible de pénétrer avec le doigt dans la cavité du col. Cependant le nouvel examen modifia nos premières impressions, la grossesse parut moins improbable. On ausculta avec soin la tumeur sans y entendre aucun battement. Mais le fœtus pouvait être mort, et M. Gueneau exprima devant les élèves la possibilité d'une grossesse sèche sans liquide amniotique, circonstance qui s'était présentée chez une de ses clientes, il y a quelques années, et il laissa le diagnostic indécis entre ces deux hypothèses, se réservant de réclamer l'avis d'un de ses confrères, chirurgien de l'Hôtel-Dieu. En attendant, comme la malade était dans un état de faiblesse inquiétant, il fit pratiquer le tamponnement avec de la charpie trempée dans une solution de perchlorure. Ce traitement, qui fut continué pendant trois jours (26, 27, 28 novembre), n'arrêta pas l'hémorrhagie, et le 28 novembre au soir, la malade accoucha d'un fœtus mort dont la peau semblait dépouillée d'épithélium. La malade ne perdit pas de liquide amniotique; l'accouchement fut beaucoup plus douloureux que ceux par lesquels elle avait déjà passé huit fois. Après l'expulsion du placenta qui fut maladroitement jeté, et que nous n'avons pu examiner, l'hémorrhagie fut peu considérable.

Je cherchai moi-même le degré de l'ossification du fœtus. Je constatai le noyau osseux de la clavicule, du maxillaire inférieur, celui des os des membres et des ischions.

Le point d'ossification du calcanéum commençait à peine à apparaître.

Le lendemain 30 novembre, l'hémorrhagie avait cesé complétement.

Mais, du 3 au 4 décembre, il survint quelques frissons accompagnés de nausées. On administra 1 gr. 50 de sulfate de quinine. Ce médicament fut mal supporté par la malade; elle le vomit en partie, sinon en totalité, presque immédiatement après l'ingestion. — On l'administra de nouveau le lendemain, même intolérance se reproduisit: on fut dans la nécessité de ne plus continuer son administration.

L'exploration de l'utérus à travers la paroi abdominale dénotait de la rénitence au niveau des ligaments larges, avec un peu de douleur à la pression dans la fosse iliaque droite.

Comme il existait en même temps une diarrhée assez abondante : on fit la prescription suivante.

Julep. avec :

S. nit. de bismuth 6 grammes.

Teinture thébaïque 8 gouttes.

Teinture d'anis 10 gouttes.

Malgré ce traitement, la diarrhée prit une forme dysentérique continue pendant neuf jours.

Le 6 décembre. Un nouveau frisson survint le matin à sept heures avec quelques vomissements glaireux. On constata une teinte subictérique assez prononcée sur le facies de la malade.

Le pouls était à 106. La respiration était fréquente. L'examen de la poitrine ne révéla que de la bronchite. Il y avait toujours de la rénitence dans le bas-ventre, avec moins de douleur que les jours précédents. Les lochies n'avaient point d'odeur. — La diarrhée persistait.

On ordonne : Onctions mercurielles belladonées, sur le ventre.

Sulate de quinine, 1 gr. 50 centig. à prendre dans du café (la malade ne pouvant pas le supporter autrement).

Décoction blanche de Sydenham.

Lavement avec 6 gr. de sous-nit. de bismuth dans 125 grammes de mucilage de gomme avec 10 gouttes de teinture thébaïque.

Le 7 décembre, le pouls est à 110. La tempér. à 39° 2. — Respirations 38 par minute. La langue est sèche. Il y a eu encore des envies de vomir. — La diarrhée persiste.

On prescrit le même lavement que la veille. En outre on donne 4 gram. de s.-nit. de bismuth à prendre par la bouche, et on fait appliquer un vésicatoire sur la région iliaque droite.

Le 9 décembre, le pouls est à 120, la température à 39°1/2. — Il y a eu la veille des nausées et des vomissements.

On pratique le toucher vaginal.

L'utérus est élevé. — Dans la partie droite du cul-de-sac postérieur, on sent une petite tumeur élastique renitente. L'utérus est entraîné de ce côté et n'est pas immobile d'avant en arrière. On peut lui imprimer aussi quelques mouvements de latéralité.

On trouve un bruit de souffle anémique au cœur. — A l'examen de la poitrine, on constate seulement un peu d'obscurité du son en arrière, aux deux bases, avec des râles sibilants disséminés des deux côtés.

On prescrit :

Sulfate de quinine à prendre en pilules de 0,15 centig. chaque dans de la conserve de rose avec quelques gouttes d'essence de menthe (7 de ces pilules dans les vingt-quatre heures). Appliquer sur l'estomac un emplâtre de thériaque et belladone. Même lavement que la veille. Sur la demande de la malade, on supprime la décoction blanche, que l'on remplace par la tisane quatre fleurs pectorales avec sirop de gomme.

Le 11 décembre. Le pouls est à 112. — La température est à 38,2. — Respirations, 42 par minute. — Il y a eu du délire la nuit.

Examen de la poitrine. En arrière et à droite, respiration soufflante dans la fosse sus-épineuse. La percussion sur les lames des vertèbres révèle une tonalité plus élevée à droite au niveau des ganglions bronchiques. Il y a de la respiration avec un caractère soufflant à ce niveau. On constate en même temps qu'il y a bien moins d'expansion pulmonaire dans le côté droit de la poitrine et dans le côté gauche.

La matité du cœur se prolonge derrière la moitié gauche du sternum. — Souffle à la pointe et au premier temps. — Traitement : application d'un vésicatoire à la région précordiale.

Le 12 décembre, le délire a reparu la nuit. Pouls 112. — Respirations 48. — Température 37°8. Toux pénible toute la nuit. — Crachats visqueux adhérents au vase. — Râles vibrants, nombreux dans les deux poumons. — Il y a toujours moins d'expansion pulmonaire à droite qu'à gauche. La respiration est rude et presque soufflante au niveau des ganglions bronchiques à droite.

Le 13 décembre: Pouls 112. — Respirations 52. — Température 39°2. — Matité à la base du poumon droit. — Ronchus à timbre métallique sous l'aisselle du côté droit. — Crachats visqueux adhérents au vase. — L'engorgement des ganglions brouchiques persiste.

Toucher vaginal. L'utérus est mobile et libre. L'inflammation du ligament large n'existe plus aujourd'hui. — La tumeur a disparu. — Langue sèche.

Prescription: Vésicatoire sous l'aisselle à droite.

Le 14 décembre. Pouls 116. — Respirations 58 par minute. — Température axillaire 3°93. — Soubresauts des tendons. — Souffle tubaire dans la fosse sus-épineuse droite; matité considérable. — Langue très-sèche. On prescrit une portion avec rhum 80 gr.; thé 500 gr., à prendre par cuillerées toutes les deux heures.

Cette femme a succombé le 16.

Voici ce que nous avons constaté à l'autopsie, que j'ai pratiquée le lendemain matin:

Pneumonie au troisième degré du côté droit. Suppuration de l'ovaire du même côté. Cicatrice ancienne siégeant sur le ligament large et ayant amené une rétraction de ce même ligament. L'utérus était revenu sur lui-même. Une incision verticale pratiquée sur la paroi antérieure nous a permis de constater l'état de la muqueuse utérine qui présentait une couleur gris-foncé dans toute son étendue, excepté en un point situé à 2 ou 3 centimètres au-dessus du col, à ce niveau, au lieu de la couleur grisâtre qui existait sur le reste de la muqueuse, on constatait un sillon blanchâtre demi-circulaire, ayant à peine un ou deux centimètres de diamètre et qui nous a paru être le point où s'insérait le placenta.

Les autres organes ne présentaient aucune trace de lésions.

Voici les réfléxions que faisait M. Gueneau de Mussy après avoir lu cette observation à la Société de thérapeutique.

« Les sels quiniques ne pouvaient pas avoir prise sur une hémorrhagie qui était le prélude d'un avortement. Ils auraient pu, en faisant contracter l'utérus, précipiter cet accident qui n'a eu lieu qu'une quinzaine de jours après qu'on en avait cessé l'emploi. L'erreur de diagnostic commise à cette époque m'a fait employer d'autres médications, qui auraient pu agir dans le même sens, et cependant l'expulsion du fœtus n'eut lieu qu'au moment où, impuissant contre cette hémorrhagie qui épuisait la malade et menaçait sa vie, j'employais depuis plusieurs jours le tamponnement avec de la charpie imbibée d'une solution de perchlorure. L'hémostase était l'indication dominante; si, comme je le soupçonnais alors, la matrice renfermait un fœtus, celui-ci ne donnait aucun signe de vie, et le salut de la mère était mon unique préoccupation. D'ailleurs, en admettant que l'enfant vaut encore la vie de sa mère, n'était-elle pas la source de la sienne et qu'aurait on pu faire en dehors de celle-ci pour sa conservation personnelle? Cette hémorrhagie a persisté plus de deux mois. Quelle en était la cause ? J'avais supposé que l'insertion du placenta sur le pourtour du col aurait pu amener un décollement par la dilatation de celui-ci. Je sais que, dans les conditions régulières, ce n'est ordinairement qu'au sixième mois que le col se dilate, mais, chez les femmes qui ont eu un grand nombre d'enfants, la séparation du corps et du col peut être modifiée ; leur indépendance peut être moins marquée et la dilatation de l'orifice supérieur commencer plutôt. Après la mort de cette malade l'utérus était complétement revenu sur lui-même. Les traces de l'insertion placentaire étaient difficiles à déterminer ; seulement sur un des côtés de l'orifice, la surface interne de l'utérus était plus pâle, plus blanche que dans le reste de la cavité. Etait-ce la trace d'un décollement de l'œuf dans ce point, c'est ce que je ne saurais dire.

Quelle que fût la cause de cette hémorrhagie, elle dépendait probablement d'une condition anomale de l'œuf, et on peut se demander si celui-ci ne présentait pas quelque fissure par laquelle aurait suinté le liquide amniotique d'une manière insensible pour la malade qui, souvent interrogée sur ce point, affirmait n'avoir jamais perdu d'eau. Si les connexions vasculaires de l'œuf avec la surface utérine étaient modifiées par la lésion qui produisait l'hémorrhagie, la sécrétion du liquide amniotique pouvait aussi être troublée. J'ai vivement regretté que le délivre ait été jeté et qu'il ne m'ait pas été permis de l'examiner. Cette grossesse sèche est un fait rare, et dont, je crois, les conditions ne sont pas encore très-connues. Je me râppelais avoir entendu dire à une de mes clientes qu'elle était accouchée d'un enfant mort et complétement *à sec*, qu'aucun écoulement d'eau n'avait accompagné l'accouchement, et que pendant la grossesse le ventre était à peine développé. Ce souvenir, quelque vague qu'il fût me vint en esprit en présence des difficultés qu'offrait le diagnostic et des raisons qui rendaient peu probable l'existence d'une tumeur fibreuse.

L'absence de mouvements fœtaux trouvait une explication dans l'absence de liquide amniotique. L'utérus contracté sur le fœtus l'immobilisait; à quelle date fallait-il faire remonter la mort de celui-ci, il est difficile de le dire? Huit jours avant l'avortement, l'auscultation n'avait fait entendre aucun bruit cardiaque. D'une autre part, le point d'ossification du calcanéum commençant indiquait que le fœtus avait à peu près 5 mois, en admettant que l'hémorrhagie continue n'ait pas troublé la nutrition de l'œuf et retardé l'évolution. Si on se reportait aux dates attribuées par la malade à ses dernières règles, c'était à cinq ou à six mois qu'il fallait faire remonter le début de la grossesse. Ces diverses données concordaient pour faire admettre que le fœtus était mort depuis une à deux semaines quand il a été explusé.

La difficulté du travail, chez une femme qui avait eu déjà huit accouchements faciles, est remarquable et prouve le rôle que joue le liquide amniotique dans la parturition. Outre la lubréfaction des surfaces, la dilatation du col dans laquelle il intervient, on comprend que la contraction de l'utérus très-dilaté agisse bien plus efficacement pour l'expression du fœtus, que la contraction plus limitée de fibres plus courtes qui enserrent et étreignent déjà de tous côtés la surface fœtale et ont beaucoup moins de jeu et d'élan pour lui imprimer un mouvement de propulsion.

Ces difficultés et ces lenteurs du travail, les violentes douleurs qui l'ont accompagné, ont dû prédisposer à la phlegmasie consécutive du ligament large, chez une femme anémique surtout, car l'anémie comme toutes les détériorations constitutionnelles favorise les applications du traumatisme puerpéral, et je crois que, sous son influence, les phlegmasies ont plus de tendance à se terminer par suppuration. Nous n'avons pas été étonné, dans ces conditions, de voir un frisson signaler l'invasion d'une congestion à tendance pyogénique. Le sulfate de quinine, qui réussit souvent dans les formes modérées de la pyogénie puerpérale et que j'ai l'habitude de donner à haute dose dès le premier frisson, ne put être continué. Je constatai les signes d'une inflammation du ligament large du côté droit (rénitence iliaque, rénitence transversale dans le cul-de-sac, utérus entraîné de ce côté). J'insiste sur ce dernier signe, qui distingue, suivant moi, les phlegmasies iliaques des autres phlegmasies circumutérines dans leur période active ; car dans la période de résolution, la rétraction des tissus néoplasiques entraîne presque toujours l'utérus du côté du foyer morbide, alors même qu'il avait au début été repoussé dans un autre sens, comme il l'est d'abord dans les tumeurs inflammatoires pelvi-péritonéales.

La malade a paru tellement délivrée de toute influence pyogénique pendant plusieurs jours, qu'on a le droit de se demander si un refroidissement, quelque imprudence, accidents si communs dans nos hôpitaux, n'ont pas provoqué une rechute marquée par un nouveau frisson, et dans laquelle le processus inflammatoire avait cette fois abouti à un abcès de l'ovaire.

La congestion pulmonaire ne serait dans ce cas qu'un épisode de l'action morbide dont le foyer principal était dans son siége primitif, plus circonscrit, mais plus profond que la première fois. Néanmoins cette complication chez une malade aussi debilitée a eu incontestablement une part importante dans la terminaison funeste. Une lésion étendue du poumon se développant chez une personne dont l'hématose était déjà si fortement altérée, dont l'organisme avait subi tant de causes d'épuisement, était une chose trop considérable pour qu'elle en pût supporter l'ébranlement.

Bien que cette observation renferme une foule de détails qui n'ont pas trait à notre sujet, nous avons cru devoir la rapporter en entier à cause des éléments d'instruction qu'elle renferme. D'ailleurs, ainsi que l'exprime M. Gueneau de Mussy, le défaut d'action du sulfate de quinine sur une hémorrhagie de ce genre n'infirme en rien la propriété nouvelle que nous attribuons à ce médicament.

Dernièrement encore M. Guenau de Mussy nous racontait le fait suivant :

Une dame, affectée de rhumatisme noueux, était sujette à des hémorrhagies utérines d'une violence considérable, qui l'avaient réduite au plus haut degré d'anémie. Ces hémorrhagies se montraient à l'époque des règles.

Après avoir tenté inutilement différents moyens pour modérer l'abondance de ces pertes, qui se prolongeaient bien au delà du flux menstruel, M. N. Gueneau de Mussy prescrivit à cette malade des pilules composées de 15 centigr. de bisulfate de quinine et de 10 centigr. d'extrait de quinquina jaune, et en fit prendre de 6 à 8 par jour. Pour la première fois, les règles perdirent leur caractère hémorrhagique, et leur durée fut renfermée dans les limites normales. Une circonstance particulière avait paru indiquer cette médication. La malade racontait, que si pendant ses pertes elle était obligée de faire un voyage, les secousses de la voiture les diminuaient constamment, et elle se faisait traîner en voiture quand ses hémorrhagies la fatiguaient par leur persistance. Il était naturel de supposer que le mouvement agissait comme incitant de la contractilité des muscles et des vaisseaux utérins, et que l'abondance des pertes était imputable à l'atonie de ces organes, à laquelle le sulfate de quinine devait opposer une action efficace.

L'action du sulfate de quinine sur les vaso-moteurs utérins justifie son emploi dans d'autres hémorrhagies, et M. N. Guéneau de Mussy a eu, dans ces derniers temps, l'occasion d'en constater l'efficacité dans des hémoptysies. Il l'a conseillé entre autres, chez une jeune dame, qui depuis quinze jours était atteinte d'une hémoptysie qu'aucune autre médication n'avait pu arrêter, et qui céda quelques heures après l'emploi de pilules composées de sulfate de quinine et d'extrait de quinquina.

L'action du sulfate de quinine sur les fibres de l'utérus a été soupçonnée en Amérique par plusieurs médecins qui ont recommandé ce médicament comme pouvant rendre de grands services, quand il s'agit de stimuler la contraction utérine.

Dans le Bulletin thérapeutique de 1871, M. Delioux de Savignac cite, et nous citerons après lui, la plupart des praticiens qui ont admis cette propriété nouvelle du sulfate de quinine ; il déclare que ses observations personnelles le conduisent à soupçonner dans le quinquina, et particulièrement dans la quinine, une action excitante sur l'utérus. Déjà, en 1845, le Dr Petijean signalait dans la Revue médicale quelques cas où le sulfate de quinine, administré pendant la grossesse à des femmes atteintes de fièvres intermittentes, avait provoqué l'avortement. A la suite d'une discussion qui eut lieu dans une séance de la Société médicale de Kighstown, sur le sulfate de quinine, le Dr Cochran a rapporté un cas d'inertie complète de l'utérus dans lequel il administra en une seule dose 10 grains de ce sel. Des douleurs survinrent bientôt et l'accouchement se fit normalement. Le Dr Canada croit aussi à cette action de la quinine, mais à la condition qu'elle soit donnée à forte dose.

Dans le numéro de novembre 1861 du British medical journal, Waren affirme qu'il ne connaît pas de moyen plus certain de provoquer l'avortement que le sulfate de quinine à fortes doses. Dans les cas où il y a rigidité du col utérin, peau sèche et pouls dur, John Lewis assure à son tour qu'il administre de fortes doses de sulfate de quinine concurremment avec des ventouses sèches appliquées sur la région sacrée et des pediluves chauds. Il attend alors, dit-il, le ramollissement du col de la matrice et des contractions régulières tout aussi certainement qu'il attend des garde-robes après l'administration du jalap.

Un médecin italien, Monteverdi, regarde aussi ce médicament comme un excitant spécial des contractions utérines et le proclame supérieur même au seigle ergoté, non-seulement par son innocuité sur la mère et sur l'enfant, mais par sa rapidité d'action. A la dose moyenne de 1 gr. à prendre en trois ou quatre fois en deux heures, cet alcaloïde déterminerait immédiatement des contractions dans le cas d'atonie, d'inertie de l'utérus, qu'il s'agisse d'accouchement ou d'une métrorrhagie. Monteverdi dit avoir vérifié cette action obstétricale dans une série de faits où il a déterminé l'accouchement, et dans un autre où il en a provoqué l'accélération et même l'expulsion du placenta. Mais il ne donne aucun fait à l'appui de ses assertions.

Duboué, de Pau, croit lui aussi à la possibilité d'application de la quinine à l'obstetrique. « La quinine, dit-il, me paraît avoir une double action sur le système nerveux : sédative sur le système nerveux sensitif, excito-motrice sur le système nerveux moteur. Or, s'il était permis de scinder deux choses que la nature a associées, et qui sont sans doute inséparables, j'ajouterais que c'est surtout la dernière, c'est-à-dire la propriété excito-motrice qu'on peut songer à utiliser en obstétrique. » Il a remarqué que certaines femmes enceintes auxquelles il avait administré quelques doses de ce médicament, éprouvaient parfois quelques contractions non douteuses dans la région utérine. Nous rapporterons en terminant notre travail l'observation VIII de son traité de l'Impaludisme, qui semble bien mettre hors de doute le pouvoir de la quinine d'exciter les contractions utérines. Nous insérons textuellement l'observation.

Dans le courant de janvier et février de l'année 1866, j'ai eu l'occasion de voir souvent une femme primipare, âgée d'une vingtaine d'années, pendant que je donnais des soins à un membre de sa famille qui restait aux environs de Pau. Or, pendant plus d'un mois que je l'observe, à partir de la seconde moitié de janvier, je constate chez elle un phénomène pathologique des plus bizarres, lequel ne s'accompagne d'ailleurs d'aucun trouble notable de la santé. Ce phénomène consiste dans la présence d'un épais enduit jaunâtre sur la langue, enduit entièrement semblable à celui de l'embarras gastrique, recouvrant presque toute la face supérieure de cet organe, très-épais, surtout à la base et au milieu, beaucoup plus mince vers les bords; ce qu'il y a de singulier, c'est que la santé générale n'est aucunement troublée et que les fonctions digestives conservent toute leur intégrité, à part une constipation opinâtre que cette jeune femme éprouvait d'ailleurs depuis longtemps. Il y a plus, l'appétit est considérablement augmenté, et je ne constate d'ailleurs aucun signe de chlorose, pas de pâleur de la face ni de décoloration des lèvres ou des conjonctives, pas de palpitations cardiaques ni de bruit de soufle au cœur ou aux carotides. En même temps, cette jeune femme éprouve, depuis assez longtemps, une chaleur assez vive à la paume des mains sans accuser aucun frisson ni la moindre élévation de température sur le reste du corps. La menstruation a toujours été régulière et les dernières règles ont apparu le 10 janvier, peu de jours avant que j'aie eu l'occasion de voir notre jeune malade.

Ces troubles, surtout l'enduit jaune de la langue, font penser à l'auteur qu'il se trouve en face d'un cas d'infection palustre, et cela d'autant mieux qu'à la même époque un peu auparavant, il constatait le même enduit de la langue dans plusieurs cas non douteux de cette maladie, et il ajoute :

« En voyant la persistance de ce phénomène morbide, j'étais tenté malgré moi d'établir un rapprochement que tout médecin aurait fait à ma place et je songeais à donner de la quinine, mais de peur de compromettre une médication qui me rend tant de services, je n'ose me résoudre à l'employer qu'après quinze ou vingt jours d'attente, et encore ne le fais-je qu'avec une excessive réserve, je me borne en effet à donner deux jours de suite une dose de 0 gr. 60, en tout 1 gr. 20 centigr.

N'obtenant aucun résultat appréciable, je renonce à poursuivre un essai dont je connais sans doute la parfaite innocuité, mais contre lequel semblent s'élever déjà les appréhensions de la famille.

Cet état se prolongeant jusqu'au 15 ou 20 février après avoir duré près de cinq semaines, je finis par croire que je m'étais trompé, je le crois, surtout en voyant les règles manquer le 15 février, et en n'observant pas de nouveaux troubles dans la santé générale. Cette suppression me fait penser à un commencement de grossesse, et je me demande si celle-ci ne serait pas antérieure à la suppression menstruelle en question et n'expliquerait pas ainsi l'apparition de cet enduit saburral et des troubles boulimiques qui avaient été notés.

Je me borne donc à observer, et je ne tarde pas à

constater de nouveaux signes de grossesse, tels que l'apparition de vomissements, de certains dégouts alimentaires et d'autres troubles digestifs, etc., etc.

Quant à l'enduit saburral de la langue, il disparaît dès que ces nouveaux troubles viennent à se montrer.

Tout va pour le mieux jusqu'aux derniers jours d'avril dernier; la grossesse jusque-là avait suivi son cours régulier lorsque, sans cause connue, sans aucune imprudence commise, cette jeune femme est prise de tous les signes avant-coureurs, je dirai presque imminents d'une fausse couche : perte utérine assez abondante, douleurs lombaires et abdominales principalement au bas-ventre, se succédant à des intervalles de moins en moins éloignés, revêtant en un mot tous les caractères des douleurs utérines etc. Comme il ne me fut pas possible de m'assurer de l'état du col, je ne saurais dire exactement à quel point la fausse couche a été menaçante; mais si j'en juge par les phénomènes extérieurs, l'abondance de la perte, l'intensité, le rapprochement et la durée des douleurs utérines, je crois pouvoir dire qu'il est peu d'avortements arrivés à ce degré qu'on parvienne à arrêter. Quoi qu'il en soit, j'ai combattu ces accidents et j'ai réussi à les conjurer par l'emploi des moyens ordinaires, repos au lit pendant près de trois semaines, quarts de lavements laudanisés (un par jour en moyenne pendant six jours, une fois deux, à 12 ou 15 gouttes de laudanum dans chacun).

Cette fois encore je me suis demandé si cette congestion interne, qui avait failli provoquer l'avortement, n'était pas sous la dépendance d'un état palustre insolite, et l'on verra dans la suite que je pouvais me poser cette question sans trop d'étrangeté. Mais ne constatant d'autre phénomène que cette chaleur des mains déjà signalée, qu'un peu d'insomnie et de rêvasserie, je n'ai pas cru devoir m'arrêter plus longtemps à cette supposition, malgré une certaine intermittence, peu marquée il est vrai, que j'ai cru remarquer deux ou trois jours dans le retour des douleurs utérines.

Je ne donne pas la plus petite quantité de quinine et la grossesse continue sans le moindre accident jusque vers le milieu de septembre. Du 15 au 22 de ce mois, notre malade est prise de quelques frissons irréguliers suivis d'une chaleur générale ; elle éprouve une perte presque complète d'appétit, a des rêves pénibles toutes les nuits et ne jouit par intervalles que d'un sommeil fort agité. Toutefois ces phénomènes sont encore trop peu accusés pour qu'elle songe à m'appeler. Comme elle se trouve d'ailleurs à une certaine distance de Pau, elle ne veut pas me déranger et supporte sans se plaindre tous ces troubles qu'elle attribue à son état de grossesse, et qu'elle prend pour autant de signes avant-coureurs de l'accouchement dont l'époque lui paraît très-rapprochée. Ce n'est donc que le 22 que je la vois pour les nouveaux accidents, et au moment de ma visite, je constate déjà un commencement de travail, effacement complet du col, contractions énergiques de la matrice, se montrant à des intervalles de dix à quinze minutes et s'accompagnant de douleurs dans l'abdomen et dans les reins, apparition de quelques glaires sanguinolentes etc. Mais en me guidant sur le développement de l'utérus, sur l'apparition des dernières règles (10 janvier), je juge que c'est là un travail prématuré et que la grossesse doit être à peine arrivée à la fin du huitième mois. En voyant d'autre part une fièvre rémittente bien accusée, en constatant surtout cet état sur une femme chez laquelle j'avais cru à deux autres reprises et pendant la même grossesse à l'existence d'une affection palustre, j'attribue cette fois ce travail anticipé à l'action de cette cause, je prescris donc un repos absolu, comme au troisième mois de la grossesse et j'administre 0,75 centig. de sulfate de quinine en cinq pilules, à prendre trois pilules de suite, et les deux autres après. Et pour qu'il n'y ait pas le moindre doute sur l'efficacité de cette médication, je l'administre seule, sans recours aux quarts de lavements opiacés dont j'avais fait usage antérieurement.

Sous l'influence de cette médication continuée sans interruption pendant toute une semaine, je vois non seulement le travail s'arrêter, mais encore le sommeil et l'appétit revenir, la fièvre disparaître avec les cauchemars; j'observe, en un mot, un changement des plus complets dans la santé générale; c'est au point que notre malade peut sortir le

3 octobre suivant, douze jours après l'apparition du travail d'accouchement dont j'ai parlé.

A partir du 1er octobre, je n'ai plus donné que deux fois une dose de 0 gr. 60 à jour passé, puis une autre fois, la même dose, le 9 octobre, et j'ai discontinué le traitement, en raison d'une particularité que je n'ai jamais notée dans des circonstances semblables. Chaque fois que notre malade venait de prendre le sulfate de quinine, elle éprouvait pendant une demi-heure ou un quart d'heure, quelques douleurs dans le bas-ventre, douleurs paraissant siéger dans l'utérus et s'accompagnant, surtout les premiers jours, de véritables contractions intermittentes de cet organe. Cet effet s'étant produit chaque fois que le sel fébrifuge était administré, je ne puis croire à une simple coïncidence. Seulement, à mesure que cette jeune femme reprenait des forces, ces contractions avaient de moins en moins d'énergie et de durée. Quoique ces contractions ne m'aient paru avoir aucun caractère inquiétant, je n'ai pas cru devoir m'opposer à la cessation du traitement que réclamait notre malade.

La grossesse a continué sans le moindre accident jusqu'à la fin d'octobre, et l'accouchement n'a eu lieu que le 26 de ce mois, près de cinq semaines après le début de la fièvre rémittente. Pour compléter cette observation intéressante, je dirai que la fièvre rémittente a reparu dès le quatrième jour après l'accouchement, et qu'elle a cette fois cédé radicalement à un traitement convenable, qu'il est inutile d'exposer en détail. En outre, chaque jour, l'abdomen, exploré avec soin, n'a fait trouver dans aucun des organes intra-pelviens l'explication de cette fièvre.

Or, pour cette fois, je n'ai pas été surpris de la reproduction de cet accident, car je l'avais annoncé comme probable, en raison de l'interruption trop brusque du traitement antérieur et de l'aptitude toute spéciale que crée pour la femme l'état puerpéral.

Il résulte de cette observation, comme le fait très-bien remarquer l'auteur, que chaque fois que la malade venait de prendre le sulfate de quinine (à la dose de 0 gr. 75 et 0 gr. 60 par jour), elle éprouvait, pendant une demi-heure ou un quart d'heure, quelques douleurs dans le bas-ventre, douleurs paraissant siéger dans l'utérus et s'accompagnant, surtout les premiers jours, de véritables contractions intermittentes de cet organe. Cet effet, s'étant produit chaque fois que le sel fébrifuge était administré, on ne peut croire à une simple coïncidence.

Pour compléter l'observation, nous devons ajouter que deux années plus tard, en décembre 1868, cette jeune femme a eu une rechute de fièvre rémittente pendant le cours de la seconde grossesse, et M. Duboué dut administrer jusqu'à 1 gr. 40 par jour de sulfate de quinine, et cette fois encore il observa très-nettement l'apparition des contractions utérines après l'administration de chaque dose de sel fébrifuge.

Ainsi, voilà un fait qui semble mettre en évidence cette action excito-motrice de la quinine sur l'utérus gravide. Mais il semble prouver aussi que des doses de 0 gr. 75 et de 1 gr. par jour, doses plus que suffisantes pour couper des fièvres d'accès ordinaires, sont incapables de provoquer une fausse couche ou un accouchement avant terme.

Nous conclurons donc en disant que le sulfate de quinine, employé contre les hémorrhagies utérines, outre l'influence qu'il exerce sur le cœur, se traduisant par une diminution de l'action de cet organe, agit sur le réseau capillaire sanguin, appareil richement pourvu de fibres musculaires lisses, et dont il détermine une contraction prolongée, de manière à réduire dans une mesure variable la quantité de sang qui le traverse dans un temps donné. Nous devons admettre dans l'accomplissement de ce phénomène l'intermédiaire obligé du système nerveux sur lequel se porte en premier lieu l'action de ce médicament. Cette substance agit aussi en faisant contracter directement les fibres de l'utérus, que cet utérus soit gravide ou à l'état de vacuité. C'est encore le système nerveux qui intervient tout d'abord dans la genèse de ce phénomène, comme il intervient dans le précédent. Il nous paraît, en effet, moins conforme aux lois de la physiologie de rapporter ces modifications fonctionnelles à une influence directe exercée sur ces différents appareils par le sang modifié dans sa composition par les principes solubles du médicament.

Une dernière question relative à l'action physiologique du sulfate de quinine sur l'utérus gravide, et qui a une grande importance au point de vue thérapeutique, est la suivante : Est-il un médicament abortif ? Cette question ne nous paraît pas avoir encore été suffisamment résolue par l'observation. Les opinions sont diverses sur ce point. Waren affirme qu'il ne connaît pas de moyen plus certain de provoquer l'avortement que le sulfate de quinine à hautes doses. Mais, en revanche, l'observation de Duboué, que nous venons de rapporter, démontre qu'à la dose de 0 gr. 75, il y a eu des contractions utérines, mais pas d'avortement. Il est, croyons-nous, rationnel d'admettre que, si l'action abortive de ce sel est réelle, elle doit être trop faible et trop infièle pour qu'on songe à l'utiliser dans la provocation de l'accouchement.

Paris. A. Parent, imprimeur de la Faculté de Médecine, rue Mr-le-Prince, 31.

www.ingramcontent.com/pod-product-compliance
Ingram Content Group UK Ltd.
Pitfield, Milton Keynes, MK11 3LW, UK
UKHW020453230726
13925UKWH00005B/1911